Na also, ich lebe noch!

Mein Leben mit Colitis Ulcerosa

AF288363

Homepage des Verfassers:
www.lebenshunger.de

Dr. Michael Dahlke
Na also, ich lebe noch

ISBN 3-8334-2000-6

Umschlag: Dr. Michael Dahlke
Bilder: Petra Dahlke-Knobloch
Satz: Hans-Peter Spanier
Herstellung und Verlag: Books on Demand GmbH, Norderstedt

Na also, ich lebe noch

**Gedanken
von
Dr. Michael Dahlke**

Anstelle eines Vorwort

Die Jagd nach dem Goldfisch

Die Weite hat mich eingeholt
Wie eine Riesenhand schleudert sie mich
An die Ufer meiner Begierden
Läßt mich als halbes Wesen
In den unendlichen Fluten zurück
Und schützt mich als Goldener Halber
Vor dem letzten Biß verseuchter Kreatur
Verpestet liegen Städte mir zu Füßen
Und glauben an die Überwindung ihres Schicksals
Wenngleich die Fische ihre Spiele treiben
Und mich als Halben auserkoren
Der Sinnlichkeit frönen...
(aus : M.D. Die wahnsinne Schnecke, 2004, HH)
‚Die Jagd nach dem Goldfisch' von P. Dahlke-Knobloch
(Aquarell)

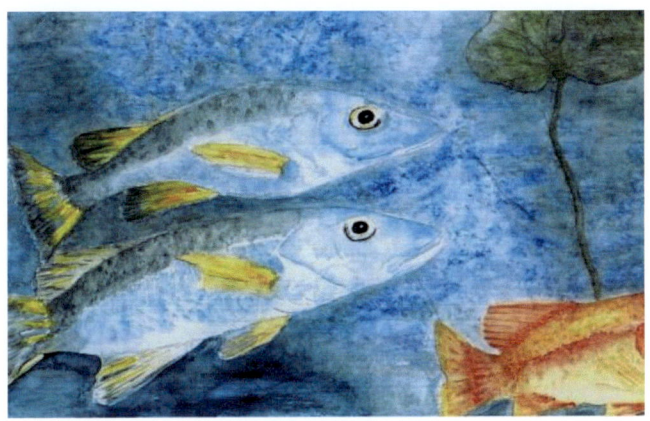

Na also, ich lebe noch!

Die Frage nach dem Sinn eines Buches über Colitis Ulcerosa

Wenn ich die letzten rund 30 Jahre mit CU (Colitis Ulcerosa) im Rückspiegel meines Lebens betrachte, fällt auf, wie wenig ich die gesellschaftlichen Wirklichkeiten und meine persönliche Situation reflektierte, wie wenig ich den gesellschaftspolitischen Verwerfungen und die daraus entstehenden Wirkungen auf meine Krankheit verstanden hatte.

Meine Krankheit war lange Zeit nur ein Symptom, das mit allen Mittel der Medizin zu bekämpfen war.

Tabletten, Einläufe, Darmspiegelungen wechselten sich ab mit Bauchkrämpfen, Schmerzen, Darmblutungen, Unwohlsein, körperlichen Schwächegefühlen.

Mein irrer Blick nach einer Toilette in der Nähe mußte für viele meiner damaligen Partnerinnen die Phantasien eines Entsprungenen ausgelöst haben.

Die Angst nach dem guten Essen, nicht schnell genug eine Möglichkeit der Entleerung zu finden, ließ mich die Gemeinschaft meiden.

Falsche Ärzte, die nur medizinisch dachten und handelten, falsche Freunde, die sich abwandten, weil ich ein unbequemer Mensch war, falsche Ratschläge, die mich nicht von meiner CU erlösten und falsches Bewußtsein hinsichtlich meines Karrierestrebens haben mich fast an den Rand der Verzweiflung gebracht.

Dieses Buch will keine Allheilmittel gegen COLITIS ULCEROSA anpreisen, will nicht auf den Zug der Sensationspresse springen, die mit immer neuen Versprechungen zur Linderung der Krankheit

(Wurmkuren, Lecithin, Weihrauch usw.). Reklame machen.

Dieses Buch ist die Selbstfindung und Annahme meiner COLITIS ULCEROSA in der gesellschaftlichen Wirklichkeit.

Nur in einem Wechselspiel zwischen mir und gesellschaftlichen Forderungen konnte ich auch meine COLITIS akzeptieren, als Teil meines Soseins.

Von diesem langen Weg handelt dieses Buch, das unter jedem Kapitel persönliche Tagebuchaufzeichnungen aus der damaligen Zeit einbindet. Nur über diese Tagebuchaufzeichnungen ist es mir gelungen, den Ablauf, die Gefühle und persönlichen Erlebnisse jener Zeit zu rekonstruieren.

Das Buch beschreibt die Anfänge meiner Krankheit, meine Suche nach der Einheit zwischen Körper und Geist und den Konsequenzen für Liebe, Beruf, Gesellschaft und Leben. Dabei spielte und spielt die tiefe Beziehung zu meiner Frau Petra Dahlke-Knobloch, die mir die Augen für geregelte Mahlzeiten und gesunde Lebensführung öffnete und mir den Weg zu meinem inneren Kind zeigte, eine große Rolle.

Aber eines ist merkwürdig, seit dem ich vieles dem Zufall überlasse, nicht weiß, wann mich etwas angeht, mir keine Gedanken um das Morgen mache, geht es meiner CU verdammt gut.

Es war einmal...

So fangen viele Märchen an, die mir auch früher von meiner Mutter oder meinen Geschwistern erzählt wurden. Doch mein Märchen begann mit einer Radtour, die mein weiteres Leben verändern sollte.

Damals war ich mit einem sehr netten Mädchen befreundet, die eine fanatische Radlerin war, und mich auch von diesem Sport überzeugen wollte (heute bin ich ihr dankbar dafür). Ich hatte meine erste Stelle nach dem Studium als Lehrer an einer Sonderschule in Hamburg angetreten, eine Wohnung in Winsen/Luhe bezogen, (einem reizvollen, konservativen Städtchen nahe Lüneburg), und war gerade dabei, mich nach den Wirrungen und Irrungen meiner 68. Vergangenheit zu etablieren, als mir besagte Radtour mit besagtem Mädchen einen Strich durch mein Leben machte.

Schon während der Radtour grummelte und zwickte es in der Magengegend. Ich hatte das Gefühl schnellsten ein Klo aufsuchen zu müssen.

Meine Begleiterin mußte alle 10 Minuten anhalten, weil ich hinter einem Busch verschwand. Sie maßregelte mich mit bösen Blicken, während ich mir verzweifelt Tempo Taschentücher in die Unterhose stopfte, um der aus meinem Darm austretenden Flüssigkeit Herr zu werden.

Auf dem Fahrrad konnte ich nicht mehr sitzen, weil meine Jeans schon durchgeweicht war, und wir schnell nach Hause mußten.

Die Scham überkam mich, bei diesen dramatischen Aktionen meines Darmes, mein Herz raste, meine Gedanken spulten in Sekundenschnelle alle eingenommenen Schadstoffe des gestrigen Abends und des Morgens ab und wurden nicht fündig.

Es war das Gefühl, einer fremden, unheimlichen Macht ausgesetzt zu sein, die meinen Darm nach Belieben dirigieren konnte, die mich in Krämpfen auf dem Bett niedersinken ließ, als wir endlich Zuhause angekommen waren.

Doch schon raste ich zur Toilette, weil mein Darm den blutigen, flüssigen Stuhl nicht mehr halten konnte.

Mit Kohletabletten und Tee versuchte mich meine Freundin aufzumuntern, während ich zwischen Bett und Klo hin und her pendelte.

Wie ich heute weiß, war das mein erster Schub. Mein Darm rebellierte in einem Anfall gegen die jahrelange Ignoranz meiner Bedürfnisse, mein Körper bäumte sich auf gegen eine andauernde Verdrängung von Körpergefühlen, gegen einseitiger Ernährung, Streß und Karrieredenken.

Doch so weit sind wir noch nicht. Diese Radtour stellte den Anfang eines Prozesses dar, den ich mit meinen Geschichten nachvollziehen möchte.

Um der Karriere willen

Karriere zu machen war mir von meiner Mutter schon als Kind eingebleut worden, zumal ich der einzige Sohn neben drei Schwestern war.

Mein Vater war als überzeugter Kommunist mit am Aufbau der DDR beteiligt und hatte meine Mutter schon kurz nach 1948 verlassen und sich mit unserer Kinderschwester nach „Drüben" gemacht, wo er noch einige Halbgeschwister zeugte, natürlich als guter Kommunist.

So kam es, daß ich schon von der Konstellation her ausersehen war, als einziger Sohn erfolgreich zu werden, zumal ein stehendes Wort meiner Mutter war „Versuch ja aus der Muskiste raus zu kommen!"

Erst später habe ich begriffen, daß unser proletarischer Hintergrund, mit Klo auf halber Etage und dunklen Hinterhöfen, Triebfeder für den Sprung in die bürgerliche Gesellschaft war.

Statt Volksschule, wie meine Schwestern, mußte ich zur Mittelschule. Statt Lehre und Beruf, mußte ich Abitur machen (was ich irgendwann auch wollte), statt Beruf und Heirat (wie meine Schwestern), studierte ich sehr lange und wurde Lehrer. Was für ein Aufstieg aus den Niederungen des Proletariats?

Und nie fragte ich, will ich das, bin ich das, der das will? Nie wagte ich zu widersprechen, wenn es hieß „Du mußt die Familienehre retten".

Stets war ich gehorsamer Sohn einer ehrgeizigen Mutter, die mit viel materiellem Aufwand meinen damaligen Lebensweg bestimmte.

In den Nächten vor den Prüfungen ging es mir sehr schlecht, mein Darm zwickte und zwackte, und nur mit geringer Nahrungszufuhr, Taschentüchern in der Unterhose, einer Toilette in der Nähe, war es mir möglich diese Initiationsriten der Gesellschaft zu überstehen.

Meine Schübe waren meine ständigen Begleiter, mal mehr oder weniger, aber, sie verhinderten nicht, mich der Sucht, Karriere zu machen, hinzugeben. Im Gegenteil, je höher ich stieg auf der Karriereleiter, desto mehr versuchte ich, meinen Darm zu ignorieren, desto kopflastiger wurden meine Handlungen und Haltungen gegenüber Menschen, Tieren und Dingen des Lebens. Ein folgenschwerer Fehler.

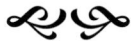

Tgb. 1973

Ich bin sehr unzufrieden mit mir.; ein Beruf als Lehrer macht mir Spaß, aber, die richtige Erfüllung ist es noch nicht. Am liebsten würde ich weiter studieren oder promovieren

Wieder 12 mal auf Klo gewesen. Viel Blut und wäßrigen Stuhl abgesetzt. Keiner kann mir sagen, was mit mir los ist. Warum ich blute, woher das Magen- und Darmdrücken kommt? Warum ich mich so elend und schwach fühle. Nun habe ich mein Ziel erreicht, ich bin Lehrer und nun spielt mein Darm erst recht nicht mit?

Ich bin gerne Lehrer, aber, ich muß noch weiter nach oben steigen. Wenn nur nicht mein verrückter Darm wäre.

Tgb. 1975

Ich promoviere nun in Lüneburg beim P. und Schl. über Rollenspiele, die ich gefilmt und analysiert habe. Gleichzeitig hat ein Schulrat in Winsen mir eine Schulleiterstelle angeboten. Hin und her gerissen zwischen Universität und Schule spielt mein Darm verrückt. Komisch ist nur, daß, immer wenn ich mich über etwas sehr aufrege, grummelt es in der Magengegend.

Dann kann ich darauf warten, aufs Klo zu müssen. Heute war ich 9 mal mit Blutbeimischungen.

Ich will nicht leben

Manchmal hatte ich nicht mehr die Kraft, mich über meine Darmprobleme zu wundern. Ich mußte sie aushalten, mußte mit ihnen zur Schule gehen, mußte mich ins Auto setzen und zur Uni fahren, mußte mit ihnen Frauen anbaggern, mußte mit ihnen und den

Frauen schlafen, wobei die Probleme immer wach blieben.

Dieses Verstecken vor dem anderen Geschlecht, wenn es um die schnellen Wege zur Klosuche ging, wenn ich während der Fahrt hinter einem Busch verschwinden mußte, um dann einen Satz der Entschuldigung

„Sextanerblase!" loszulassen.

Dieses ewige Erklärenmüssen von Darmproblemen, die nur Unverständnis und Ärgerlichkeiten nach sich zogen, weil wieder einmal das Klo nicht schnell genug von dem blutigen Schleim gesäubert worden war.

Unerträglich auch die Bauchkrämpfe, die pünktlich nach dem Essen einsetzten, und mir jeden Spaß am Essen zunichte machten. Dabei waren meine Eßgewohnheiten als angehender lediger Lehrer geprägt von schnellem Verzehr in der Mensa, oder abendlichen Gelüsten nach riesigen Mengen gebratenem Käse in der Pfanne, die ich mit Bier oder Wein in Sekundenschnelle herunterwürgte, weil ich den ganzen Tag über nichts gegessen hatte, außer flüssiger Nahrung in Form von schwarzem Kaffee, der mich rund um die Uhr wach halten sollte.

Ich lag mit E. nackt auf einer Decke. Die Sommerluft hatte uns hungrig nach körperlichem Schmecken gemacht. Sie zog ihren fein geschnittenen Rock und ihre züchtige Bluse aus, lehnte sich mir entgegen mit leicht geöffnetem Mund, in dem ihre lustvollen Zähne blitzten und umspielte mit ihrer Zunge...

Der Magenkrampf schnürte mir die Kehle zu, ich preßte meine Pobacken zusammen, rannte hinter einen Busch und ergab mich der peinigenden Notdurft.

Mit hochrotem Kopf fuhr ich sie nach Hause. Während der Fahrt beichtete ich ihr mein Geheimnis, ohne Hoffnung, sie je wiederzusehen.

In der Nacht wollte ich nicht mehr leben. Die Wut über meinen Darm, der mir nicht mehr gehorchte, die Trauer über eine Krankheit, von der ich zu wenig wußte und die ich zu hassen begann, und der Sturz ins Bodenlose, weil mich diese Krankheit zu beherrschen schien.

Wie wäre es schön, diesem allem ein Ende zu bereiten, nicht mehr alle Stunde aufs Klo zu laufen, nicht mehr unter diesen Krämpfen zu leiden, nicht mehr mit Tempotüchern vollgestopfte Unterhosen zu tragen, nicht mehr ein dunkles Geheimnis mit sich herumzutragen.

Eine Flasche Wein sollte mit Tabletten angereichert helfen, alle Spuren meines Daseins zu tilgen.

Plötzlich klingelte das Telephon, es war E...

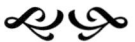

Tgb. 1973

In solchen Momenten denke ich an Selbstmord, weil diese Krämpfe, dieser Stuhlgang, diese Schmerzen mich beherrschen, und selbst meine Freundin E. kann mir nicht helfen, wenn ich nach dem 8. Gang zum Klo erschöpft im Bett zusammensinke.

Toilettengedanken

Selbst in meinen tiefsten Träumen verfolgte mich meine Krankheit.

„Ich saß in einem Kino und sah mir einen Film mit Paul Dahlke an. Die Zuschauer waren begeistert. Es war eine Stimmung wie auf dem Jahrmarkt. Plötzlich überkam mich das Gefühl, was mich immer überkommt, also, mitten im Kino, im Traum, nur, es war kein Klo weit und breit, und je mehr ich versuchte, eine Toilette zu finden, desto heftiger reagierten die Menschen um mich herum, und ließen mich nicht durch, lachten über mich, bis mich zusammengesunken das Gefühl einer völligen Nässe überkam...“

Mein Darm hatte sich geöffnet, wie eine Schleuse, und weit und breit keine Toilette.

Auch in der Schule prägte ich mir den schnellsten Weg zur Toilette ein, auch auf die Gefahr hin, meine Schüler für einige Minuten alleine, ohne Aufsicht zu lassen. Ich hatte es mit ihnen besprochen, so daß sie dann auch mucksmäuschenstill waren, wenn ich wieder zurückkam.

Meine damaligen Kollegen/innen haben von meinen Ängsten und Alpträumen fast nichts mitbekommen, zumal ich als ein strebsamer Referendar und Assessor galt.

Während längerer Autofahrten entleerte ich meinen Darm prophylaktisch, doch er zeigte mir immer wieder, wer Herr im Hause ist, und gerade, wenn keine Raststätte in der Nähe war, rührte er sich.

Der Toilettenlauf wurde für mich oft zu einem entwürdigenden Erlebnis, weil, wenn mein Darm sich meldete, ich in einer leicht verschrobenen, unnatürlichen Haltung, die Hände auf den Magen gepreßt, x-beinig einer Toilette zueilte, wenn denn eine vorhanden war.

Fall dieses nicht der Fall war (und dieses kam häufig vor), half nur noch der Sprung in den Wald, in die See, oder, was ich auch nicht verhindern konnte, der Stuhlgang unter einer warmen Dusche.

Die Entwürdigung nahm skurrile Formen an, weil mein Hirn oft mit nichts anderem beschäftigt war, als dem Ausspähen geeigneter Möglichkeiten, mich zu entleeren.

Und so sah man mich auf Elba mit Klappschaufel bewaffnet, auch nachts unterwegs.

Panikattacken ergriffen mich, wenn keine Möglichkeiten bestanden, einen Ort zu finden, der den anderen unzugänglich war, zumal kein Mensch meinen Ausreden „Durchfall" Glauben schenken wollte.

Auf einer Tour nach Genf mit meiner späteren Frau P., einem Hund in einem Wohnmobil, fiel der Motor dank einer vorher eingesetzten elektronischen Diebstahlssicherung, aus. Wir wurden von einem freundlichen Pannendienstfahrer auf den Hof einer Werkstatt zwischen 6 Autobahnauffahrten geschleppt. Es, war, wie sollte es auch anders sein, Samstag.

Bis Montag hatten wir Zeit, uns über unser Unglück Gedanken zu machen. Doch ich hatte keine Zeit, weil mein Blick immer hektischer wurde und verzweifelt nach einer geeigneten Toilette suchte. Wasser hatten wir an Bord, Lebensmittel auch, doch ein Porta Potty (für Nichtcamper ein Chemieklo), fehlte uns. Mein Blick fiel auf eine Kleingartenanlage, die auf der anderen Seite der uns umgebenden Autobahnen und Zubringerstraßen lag.

Im nachhinein ist es erstaunlich, welche Anstrengungen mein Darm vollbrachte, um mich 6 bis 7 mal über die Straßen in die Kleingartenanlage zu jagen, obwohl am Sonntag auch dort reges Leben und Treiben herrschte, und manch Schrebergärtner sich über einen Mann vor den Türen seiner Anlage in Hockstellung wunderte, zumal dieser ihn auch noch freundlich grüßte.

Aber, was blieb mir auch anderes übrig?

Eines hat mein Darm allerdings niemals bei mir erreicht, nämlich, daß ich mein Leben nur 2 Meter von einem Klo entfernt verbringe.

Dann lieber den irren Blick geradeaus, um eine günstige Stelle für meine Notdurft zu erspähen.

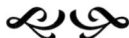

Tgb. 1973

Heute wegen starker Magen, Bauch oder Darmschmerzen 11 mal auf Klo gewesen. Ich fühle mich schwach und hilflos. Was ist bloß mit meinem Darm los?

Kaum habe ich in der Mensa gegessen, muß ich sofort aufs Klo, wie ein innerer Zwang.

Gut, daß immer Toiletten in der Nähe sind.

Tgb. 1973

Heute geht auch alles schief. Blutungen, Magen-Darmkrämpfe, und immer wieder aufs Klo. Als sollte ich mein halbes Leben auf Klo verbringen. Meine Gedanken kreisen nur um eine Toilette in erreichbarer Nähe.

Die Fehlbaren

Es war eine Zeit, in der mir niemand sagen konnte, wieso mein Darm verrückt spielt, wieso ich Blut und Schleim im Stuhl habe, wieso ich mich depressiv fühle und versuche, den Menschen aus dem Weg zu gehen.

Meine Kneipenbesuche reduzierten sich auf ein Glas Bier, eine Bulette, und ich konnte froh sein, ohne Darmentleerung meine Wohnung erreicht zu haben.

Einige Ärzte verschrieben mir homöopathische Mittelchen, wollten mich psychoanalytisch auseinandernehmen, attestierten mir eine gute Gesundheit und ich sollte mir „nicht so viel Streß machen" was immer das auch heißen mochte.

An manchen Tagen saß ich verloren bei einem Arzt, hatte schon im Vorwege Bauchkrämpfe, und konnte ihn trotzdem nicht davon überzeugen, daß etwas nicht mit mir und meinem Darm stimmen würde.

Wieder nur Zäpfchen und Salben, wieder nur ein Rezept gegen Durchfall, wieder nur „... und bitte keinen Streß".

Einmal auf einer Party war es, traf ich einen jungen Mediziner, der nahm sich Zeit für ein Gespräch, fragte nach den Symptomen, fragte nach meinem Vorleben, fragte nach meinem Geschlechtsleben und danach, ob ich es schon mit Männern versucht hätte.

Der Abend war gelaufen.

Was ich den Ärzten immer wieder erzählte, war die Tatsache der Schübe, der schnelle Klogang nach dem Essen, mein ewiger Durst und die Angst, nicht schnell genug aufs Klo zu kommen.

Bei einer Untersuchung im UKE (Universitätskrankenhaus Eppendorf) in Hamburg stellten die Ärzte Hämorrhoiden fest und verschrieben mir Zäpfchen.

Mein Darm rebellierte weiter, und ich begann die „Götter in Weiß" zu hassen.

Zum Mond sind sie geflogen, die Atombombe haben sie erfunden und mißbraucht, Kriege angezettelt, und mein Darmleiden sind sie nicht in der Lage zu erkennen und zu behandeln.

Eines war mir allerdings aufgefallen, so wie ich im Frühling eine Volon A 40-Spritze gegen meinen Heuschnupfen bekam, ging es meinem Darm relativ gut.

Er spuckte nicht rum, quälte meine Magenwände nicht und ließ auch Nahrung zu, die nicht sofort als eitrige Flüssigkeit zutage gefördert wurde.

Und ein Weiteres kam hinzu, kurz vor entscheidenden Prüfungen, bekam ich Magenkrämpfe und konnte auf meine Darmattacken warten.

Dieses erzählte ich auch meinen Ärzten (HNO, Inneres, Hausarzt usw.), doch sie konnten sich keinen Reim darauf machen.

Wie schade!

Tgb. 1973

Heute wieder beim Arzt. Hämorrhoiden festgestellt. Salbe erhalten. Hat mein Leiden nun ein Ende?

Tgb. 1973

Die Zäpfchen und Salben haben nichts geholfen. Es muß tiefer in mir sitzen, tiefer im Darm. Dünnflüssiger, schleimiger, blutiger Stuhl. Ich ekel mich vor mir. Fühle mich schwach.

Tgb. 1975

Heute wieder beim Arzt. Verschrieb mir Mittel gegen Durchfall. Sagte, ich solle kürzer treten. Meine Doktorväter haben sich heute verleugnen lassen. Trotz aller Schwierigkeiten mit der Dissertation werde ich die Promotion zu Ende bringen.

Lehrersein und Colitis

Mein Frust über fehlgeschlagene Promotionsversuche hielt sich in Grenzen, weil in mir die Erkenntnis reifte, daß die Sucht, Karriere um jeden Preis, auch seinen Preis von mir fordern würde.

Wenn ich morgens auf dem Wege von Winsen/L. nach Hamburg in die Sonderschule auf dem Elbdeich fuhr, machte ich oft Halt am Deich, um die Elblandschaft, mit ihren sanften, zur Elbe ablaufenden grünen, von Bäumen durchstandenen Wiesen auf mein Gemüt wirken zu lassen. Von hier aus konnte ich die Affinerie in Veddel/Peute erkennen. Sah auf das neue Baugebiet Kirchdorf, was langsam sich mit massigen Hochhäusern füllte und kam wohlgelaunt in der Schule an.

Wurde von meinen Kollegen artig begrüßt und hatte schon in der ersten Stunde das Gefühl, als würden meine Gedärme mit mir Ringelrein tanzen.

Die Lehrertoilette war schnell zu erreichen, so daß meine Schüler wenige Minuten auch ohne mich auskommen mußten.

Vorbei war es mit dem morgendlichen Wohlsein, und ich zog es vor, mich schnellsten in mein Auto zu setzen, um die Schule hinter mir zu lassen, ohne auf die sanft geschwungenen Wiesen der Elbe zu achten.

Im Briefkasten fand ich während dieser Zeit oft genug Termine der Uni Lüneburg vor, an der ich nebenher promovieren wollte, die dann von mir wahrgenommen werden mußten, um überhaupt eine Chance als Doktorand zu haben.

Also raste ich zu irgendwelchen Vorlesungen, Gesprächen, Kolloquien, um spät abends, wenn mein Hirn sich gerade an den Duft einer jungen, hübschen Studentin gewöhnt hatte, die in einer der zahlreichen Lüneburger Kneipen auf ein philosophisches Gespräch über Adorno wartete, ich mich wieder auf meine Schüler mit Mathematik, Deutsch, Biologie usw. vorbereiten mußte.

Zwischenstops auf diversen Klos nicht eingerechnet.

Als Junggeselle war dieses Zwischenleben auf Dauer unerträglich, weil ein innerer Zwang mich nicht in Ruhe ließ, und ich immer nur die „innere Ruhe" suchte, die aber nicht kommen wollte.

„Und wenn dann ein Schulrat kommt, und dich ausgeguckt hat, in Winsen/L. eine Schule zu übernehmen, nur weil deine Kurse in Deutsch an der Winsener KVHS so gut besucht waren, dann schmeichelt es schon deinem Ego und setzt dich gleichzeitig einem unerwarteten Erwartungsdruck aus."

Sowohl meine Schüler, als auch meine Doktorväter, als auch der Schulrat hielten mich für genial, wie ich das alles unter einen Hut brachte, doch meine Schleimdurchfälle zeigten mir, wie es wirklich um mich bestellt war.

Nur konnte ich es damals nicht erkennen, weil jeder kleine Erfolg mich noch leistungsbereiter machte, jede kleine Geste eines Vorgesetzten, mich zu fördern, mich noch mehr von meinem eigenen Körper und seinen Gefühlen entfernte.

Ich hatte damals das Gefühl, ich könnte alles erreichen, wenn ich nur wollte, und ich mich folglich einer mir von außen aufgezwungenen Leistung hingab, ohne zu fragen, wie geht es mir dabei, wie geht es meinem Körper?

Die Fremdbestimmung zwang mich dazu, einen Anpassungsdruck zu ertragen, der mich in Körper und Geist spaltete und mich dem Lustgefühl von „Karrieremachen" auslieferte.

Wie eine Droge bestimmten diese Gedanken mein Leben zwischen Schule, Uni, Dissertation, Vorlesungen und Förderung durch wichtige Honoratioren dieser kleinen Stadt an der Luhe.

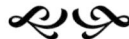

Tgb. 1974

Mir wäre es am liebsten, ich hätte meine Schule in Hamburg, wohne in Winsen und promoviere in Lüneburg. Körperlich geht es mir schlecht. Morgens schleppe ich mich in mein Auto, fahre nach Hamburg, unterrichte meine Schüler, suche häufig eine Toilette auf, und bin froh, wenn ich den Nachmittag zu Hause auf dem Bett verbringen kann.

Tgb. 1975

Die Arbeit in der Schule nimmt mich körperlich sehr mit. Heute mußte ich während des Unterrichts 6 mal aufs Klo. Ich bin genervt und nervös wegen der Dissertation. Mir schwant Unheil. Vielleicht reichen die Unterlagen noch nicht aus, um das Wohlwollen der

Doktorväter zu erlangen. Was muß ich noch alles tun, um ihnen in den Arsch zu kriechen?

Was will mein Körper mir sagen?

Der menschliche Körper ist für mich ein Rätsel, das ich nicht lösen werde, aber gerne verstehen möchte. Zu der Zeit, als es in meinem Karriereleben so ziemlich drunter und drüber ging, hetzte ich meinen Körper von einer Höchstleistung zu anderen, streckte die Frauen auf das Lager, schrieb gleichzeitig an meiner Dissertation und an einem Buch, bereitete mich auf den allmorgendlichen Unterricht für lauter wißbegierige Kindern vor, und unterrichtete abends Erwachsene, die meinten, durch meinen Unterricht in Deutsch etwas für ihre Karriere tun zu können.

Die Ölkrise war vorbei, der Aufschwung kam, Baader und Meinhoff machten die Straßen unsicher, und keiner wußte, wie das Leben weitergehen sollte.

Und ich rätselte darüber, wieso mein Körper mir seine Gefolgschaft versagte, warum ich mit schleimig-blutigem Stuhl aufstand und zu Bett ging.

Welche Fragen ich auch immer meinem Körper stellte, er antwortete stets mit dünnflüssigem Durchfall, so, als lachte er mich aus, als wollte er mir mitteilen, daß ich erst einmal seine Sprache erlernen sollte.

Meine Gedanken verschoben sich in der Zeit, und ich merkte an mir eine Ungeduld, meinen Körper endlich als einen Teil, der zu mir gehörte, zu erfassen, nicht nur als Trainingspferd zu benutzen.

Nicht nur füttern, um Leistung abzuverlangen, sondern liebkosen und eins werden mit ihm, wie mit einer Geliebten.

Ich hatte Mitte 1975 das Gefühl, als wäre meine Suche nach der Einheit mit mir, bald zu Ende.

Es geschah, ohne daß ich es merkte, ohne mein Zutun, ohne Absicht und ohne Bewußtsein. Aber, es geschah.

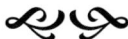

Tgb. 1975

Wer hilft mir zu enträtseln, was mein Körper mir sagen will? An welcher Krankheit leide ich? Gebt diesen Krämpfen und blutigen Ausscheidungen endlich einen Namen!

Meine Krankheit hat einen Namen

Meine Wege führten mich über Umwege nach Braunschweig, wo ich eine Frau kennenlernte, die ähnlich wie ich, einen Sozialisationsweg gegangen war, der uns beide jetzt zusammenführte.

Man kann es Schicksal, Karma oder Zufall nennen.

Wir lernten uns kennen, liebten uns und heirateten innerhalb von 6 Wochen, ohne Netz und doppelten Boden, ohne Zukunftsangst und ohne Versprechen

„bis daß der Tod euch scheidet".

Es war für uns beide ein Sprung ins kalte Ehewasser und der Beginn eines rasanten Lebens mit dieser Frau, die in ihren Gefühlen sehr sicher war und noch heute ist.

Sie lockte mich dank ihrer weiblichen Verführungskünste nach Braunschweig, wo wir im östlichen Ringgebiet Quartier nahmen, mit Hund und Katzen. Direkt am Prinzenpark gelegen, genossen wir Braunschweig von der schönsten Seite, bis auf die Tatsache, daß ich ihr nicht verheimlichen konnte, welchen Ärger ich mit meinem Darm hatte. Und sie war es auch, die meine bisherigen studentischen Eßgewohnheiten, (eine Mahlzeit mit viel Fleisch und wenig Gemüse pro Tag, soviel mein Magen fassen konnte!) umkrempelte. Mindestens 4 Mahlzeiten, viel Gemüse, wenig Fleisch, viel Fisch und, und, und.

Sie war es auch, die mich zum Internisten schickte, nachdem sie mitbekam, wie häufig ich auf langen

Reisen suchenden Auges nach einem Örtchen Ausschau hielt, das mir Erleichterung gewährte.

Wenn dann noch ein Hexenschuß, der mich fortwährend plagte, hinzukam, ich wie ein Fisch auf Land ums Überleben kämpfte, meine Unterhose sich bräunlich färbte, weil ich die Schmerzen im Rücken nicht mehr aushalten konnte, und meine Situation mehr an einen alten, kranken Mann erinnerte, als an den Helden weiblicher Jugendträume, dann begriff ich, daß ich etwas tun mußte, um mir und meiner Frau diesen unwürdigen Anblick zu ersparen.

Mein Immunsystem richtete sich nicht nur in Form meines Heuschnupfens gegen mich, sonder auch gegen meinen Darm und gegen meinen gesamten Körper.

Und so kam es, daß ich einen erfahrenen Internisten aufsuchte, der mir von einem Kollegen aus dem Schulbereich empfohlen worden war.

Meine Kehle schnürte sich vor Angst zu, mein Darm hing mir mit seinen Windungen und Drehungen um den Hals, ich fühlte nur noch ein ohnmächtiges Verlangen nach Ruhe, Ruhe, Ruhe.

Am Abend vorher trank ich Unmengen von Wasser, um den Darm zu reinigen. Am Morgen bekam ich einen Einlauf, alles entwürdigende Handlungen, die mich demütigen sollten.

Das Wartezimmer war voller Menschen, und es gab nur ein Klo. Ich hatte Glück, daß keiner der Wartenden eine Darmspiegelung vor sich hatte, so daß ich das Klo für mich alleine hatte.

Mit einem starren Rohr wurde mein Darm von dem Internisten begutachtet, eine Probe genommen und auf der Seite liegend, mit fliehendem Puls mir das Vorabergebnis mitgeteilt: **Colitis Ulcerosa.**

Welch ein Klang in meinen Ohren, Colitis Ulcerosa. Ich hatte nun eine eigene Krankheit, eine Krankheit, die ich ansprechen konnte, die mit mir redete, die ich bisher aber nicht verstand, weil ich sie mit Namen nicht ansprechen konnte. Die Symptome waren mir bekannt, allein, es fehlte die Verbindung, die Materialisierung, die Repräsentation, der Name meiner Krankheit. In ruhigem Ton erklärte mir der Internist meine Krankheit

„Bei Colitis Ulcerosa handelt es sich um eine entzündliche Erkrankung des Dickdarms, die nach akutem Beginn chronisch oder in Schüben verlaufen kann. Die Entzündungen betreffen nicht alle Darmwandschichten, sondern beschränken sich auf die Schleimhaut. Die Ursache der Colitis Ulcerosa ist bisher unklar, genetische, allergische, infektiöse und psychische Faktoren beeinflussen jedoch das Beschwerdebild und den Verlauf der Erkrankung. Das Leitsymptom der Colitis Ulcerosa ist der blutige Durchfall, der in allen Fällen auftritt und von quälenden Bauchschmerzen vor und während des Stuhlgangs begleitet wird.

Basis ist die Wiederherstellung und Erhaltung eines guten Ernährungszustandes.

Ich werde ihnen Medikamente zur Hemmung von Entzündungen verschreiben. Entzündungshemmenden Substanzen wie Sulfasalazin, (Azulfidine).

Sie haben eine langwierige Erkrankung, aber auch damit können sie 100 Jahre alt werden, wenn sie ihre Krankheit annehmen".

Seine Diagnose meiner Krankheit bestätigte sich. Meine Krankheit hatte von nun an einen Namen. Ich konnte mich mit ihr unterhalten, wie mit einem guten Freund. Ich fühlte mich wie neugeboren, wie befreit von einer zentnerschweren Last, die ich seit Jahr und Tag aus meiner Vergangenheit mit mir herumschleppte. Meine Krankheit war mit der Namengebung nicht erledigt, vom Tisch, aber, ich konnte sie ansprechen und aussprechen.

Sie sollte mich wie ein guter Freund in schlechten und guten Tagen begleiten.

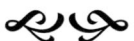

Tgb. 1977

Endlich hat meine Krankheit einen Namen. Ich habe seit ca. 4 Jahren diese Krankheit. Laufe von Arzt zu Arzt, keiner konnte mir helfen. Durch Zufall komme ich an einen Internisten hier in Braunschweig, der eine Darmspiegelung mit einem starren Rohr gemacht hat. Vorher mußte ich spülen und trinken. Er diagnostizierte eine Colitis Ulcerosa. Er klärte mich über diese chronisch verlaufende Darmerkrankung auf. Verschrieb mir Azulfidine-Tabletten. Und sie halfen im Laufe von 4 Wochen, so daß meine Schübe weniger wurden, und die Blutungen aufhörten. Seit der Diagnose schreibe ich ein „Stuhlgangtagebuch" in das ich die Schübe, Tablettengabe, Blutbeimischungen, Situationen, Tagesverlauf und Ähnliches eintrage. Dieses von mir erfundene „Tagebuch" soll mir helfen, die Umstände besser zu analysieren, unter denen ich Schübe bekomme.

Der Internist machte mir Mut mit den Worten „Mit dieser Krankheit können sie 100 Jahre alt werden, wenn sie sie annehmen, sie zu einem Teil ihres Lebens machen". Mal sehen, ob ich diesen Rat befolgen kann?

Was hat mein Darm mit Depressionen zu tun?

Auch wenn meine Krankheit einen Namen hatte, gab es immer wieder Zeiten, in denen ich sie vergaß, in denen ich sie beiseite drücken wollte, sie ignorierte. Mein Ehrgeiz nach Höherem war noch nicht gestillt, schwoll immer mal an.

Seminarleiter auf der Stufenleiter zum Erfolg, Seminarkonrektor, die Aussichten auf eine Schulleiterstelle ließen mich alle Warnungen, Hinweise meines Darmes ignorieren, bis er mich wieder in tiefste Depressionen schickte.

Meine Frau sagte zwar „Du mußt kürzer treten", doch meine Vorgesetzten und auch ich, forderten meine letzte Kraft, mich für Pädagogik im Dienste der Kinder einzusetzen. Und meinem kleinen Ego tat es auch gut, vor vielen anderen Pädagogen ausgezeichnet zu werden, z.B. für die Einrichtung des Braunschweiger Integrationsmodells in Braunschweig, oder die Gründung eines Sonderschulseminares.

Sie wußten schon wie sie mich packen konnten, wie sie mich umschmeicheln und vorwärtstreiben konnten, bis ich wieder nachts mit Darmkrämpfen aufwachte, und meine übliche Toilettentour begann.

Ich wollte meinen Job möglichst gut machen, wollte pädagogische Innovationen auf den Weg bringen. Aber, um welchen Preis?.

Die Spannungen zwischen meinem Wollen und meinem Körper führten oft zu Weinkrämpfen, weil ich glaubte, ohne mich würde Schule nicht weiterlaufen, mein Körper mir aber warnend ins Ohr flüsterte „Ich bin auch noch da!"

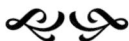

Tgb. 1978

Im Augenblick leide ich an Depressionen wegen meines Darmes. Die Arbeit im Seminar strengt mich an. Meine Gänge zum Klo haben zugenommen. Meine Bewerbungen zum Schulleiter stagnieren. Ich komme nicht zu mir, aber alle wollen etwas von mir. Habe soeben das „Braunschweiger Modell" fertiggestellt.

Tgb. 1979

Das Seminar wird nun aufgelöst. Was soll ich machen? Mich wieder bewerben?

Ich fühle mich in der Schwebe. Gesundheitlich bin ich angeschlagen. Viele Tabletten und viele Stuhlgänge. Meist blutig und mit Schleim vermischt. Bin ich vielleicht zu fixiert auf Karriere? Kann ich nicht als einfacher Lehrer glücklich sein? Was treibt mich zu einer Seminar- oder Schulleiterstelle?

Ehrgeiz, Egoismus, besser machen als die anderen, Neid. Mein Heuschnupfen meldet sich wieder. Muß wohl eine Spritze Volon A 40 mir geben lassen.

Tgb. 1979

Ich vermag in Krisensituationen meinen Darm nicht zu kontrollieren. Er beherrscht mich. Ich habe mir schon ein paar mal in die Hosen gemacht. Dann habe ich das Gefühl, nichts mehr zurückhalten zu können. Alles will raus. Wie eine Explosion.

Ich bin wer, mein Darm auch!

Dinge entwickeln sich von selbst und sollen dann auch so sein. Mein krankhafter Zwang, alles im Voraus planen und dirigieren zu wollen, das Schachspiel des Lebens minutiös einzurichten und zu vollenden, der Linearität zu frönen, und an den kleinsten chaotischen Störungen zu verzweifeln, dieser Zwang zur Vollkommenheit, löste sich langsam aber sicher im Wohlgefallen der deutlich reduzierten Schübe meines Darmes auf.

Jeder Bifurkationspunkt in meinem Leben brachte ein noch größeres Chaos hervor, ohne daß ich es verhindern konnte.

Früher rannte ich mit hochrotem Kopf von einem wichtigen Dezernenten der Bezirksregierung zum anderen, um diese bei einer intellektuellen Tasse Kaffee von meinen Fähigkeiten als zukünftigen Schulleiter zu überzeugen, um ihnen meine neuesten Bücher zu präsentieren, meine Ansichten über das unzulängliche, verbürokratisierte Schulsystem in Form von hohlen Luftblasen abzulassen. Ich wollte sie alle von der Wichtigkeit meiner Person, meiner pädagogischen Fähigkeiten überzeugen, und stürzte tief und tiefer in den Orkus des Vergessens dieser wichtigen Menschen, weil ich vergessen hatte, daß sie auch nur mittelmäßige Karrieristen waren und noch heute sind.

Meine innere Freiheit gewann ich erst wieder, als ein Erlebnis mit Referendaren mir zeigte, wie gewaltig der Einfluß von Rollen auf menschliche Handlungen sind, und wie wenig Menschen sich von Rollenvorstellungen, oder von dem, was sie dafür halten, lösen können.

Ich führte zu damaliger Zeit als Seminarleiter ein Schulpädagogisches Seminar. Die angehenden Lehrer/innen waren willig, betraten mit Eintritt in das Seminar pädagogisches Neuland, hatten ihre universitäre Phase hinter sich, und brannten nun darauf, auf die Kinder losgelassen zu werden.

Davor war ich, der als erfahrener Lehrer viele Jahre schon auf dem Buckel unwissenden Schüler/innen rumgedroschen hatte, und tat so, als müßten sie alle das Rad der Pädagogik und des Unterrichts neu erfinden.

Damals kam ich mit den Ideen der Chaos-Theorien und der subjektorientierten Didaktik in Berührung und versuchte meine Erkenntnisse auf die werdenden Lehrer anzuwenden.

Wochenendseminare wurden in der Lüneburger Heide zelebriert. 68. Romantik machte sich beim abendlichen Lagerfeuer, Bratwürsten, Schlafsäcken, Gesang und selbst erfundenen Rollenspielen breit. Das Du wurde zum Symbol überwundener Rollenklischees und erzeugte eine wohltuende Wärme in der Magengegend, weil wir uns sehr nahe kamen, uns im Menschlichen fanden und kennenlernten.

Gemeinsames morgendliches Frühstücken, Bettenmachen, Spazierengehen und über Didaktische Theorien brüten, schaffte Vertrauen und Geborgenheit in der Gruppe. Teamarbeit war längst ein Begriff, als die Wirtschaft noch glaubte, nur auf Ausbeutung ihrer Maschinenmenschen setzen zu können, als alle glaubten, es ginge immer so weiter.

Wir hatten hart für die anstehenden Prüfungen gearbeitet, ich hatte Felder der mündlichen Prüfungen mit ihnen gemeinsam bestellt, hatte mit ihnen in mehreren Wochenendseminaren Kooperation erlebt und gefühlt.

Sie fühlten sich durch die Gruppe angenommen und gemeinsam stark.

Alle hatten an Vertrauen zu sich selbst durch die anderen erfahren. Der große Tag der Prüfungen mochte kommen. Wir waren gewappnet.

So wie ich mich treiben ließ in diesem pädagogischen Chaos, tat es meinem Darm gut, nicht mehr mit Grenzziehungen und Zielsetzungen gegängelt zu werden. Ich konnte loslassen und mich als Ganzes betrachten.

Von den Prüflingen, die noch eben neben mir am Lagerfeuer in ihren Schlafsäcken schliefen, mit denen ich eben noch das Brot und die Suppe teilte, mit denen ich spielerisch Schulszenen in Rollenspielen nachstellte, denen ich schonungslos aus meinem Vorlehrerdasein erzählte, wurde ich kurz vor der Prüfung „wegen Befangenheit" abgelehnt.

Sie mißtrauten mir, zwischen Rolle und Funktion unterscheiden zu können. Sie mißtrauten mir als Mensch.

Die Hierarchie der Schulbürokratie hatte gesiegt, eine

„Lex Dahlke" wurde erstellt, nach der das Duzen zwischen Seminarleitern und Referendaren verboten wurde.

Mein Darm sagte nichts dazu, grummelte nicht einmal und sehnte sich nach einem ruhigeren Plätzchen an der Lehrerfront.

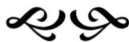

Tgb. 1979

Die Tabletten schlagen endlich an: kein Blut mehr im Stuhl. Es geht mir gut: Ruhe und Klassik-Musik, spazierengehen mit unserem Hund Benny im Park. Abends war der Stuhl etwas flockig aber ohne Blut. Gutes Zeichen?

Nach der Absage auf meine Bewerbung war wieder etwas Blut im Stuhl. Mein Arzt meint, ich müßte damit leben, oder mir ev. einen künstlichen Darmausgang legen lassen. Dann lieber Tabletten. Aber, wie kann ich es erreichen, daß ich meine Krankheit wirklich annehme. Vielleicht gibt es homöopathische Mittel, von denen ich noch nichts weiß? Oder sollte ich mich nicht zu sehr mit meinem Darm beschäftigen?

Tgb. 1979

Es scheint sich etwas in Richtung Seminarleitung für mich zu tun. Ich hätte gute Aussichten als Konrektor in dem neuen Sonderschulseminar in Braunschweig zu agieren.

Die Arbeit beim Braunschweiger Modell und an der Hochschule müßte ich allerdings reduzieren, legte man mir nahe. Wie durch ein Wunder hält mein Darm stille, läßt mich machen.

Tgb. 1982

Meinem Darm geht es hier am Strand von Elba, bei gutem Esse, etwas Wein, mit meiner Familie, gut. Ich versuche mich zu zwingen, nicht an meine Karriere zu denken, schon geht es meinen Darm auch besser.

Tgb. 1983

Mein Darm, mein Magen, wie ich sie liebe. Sie verzeihen mir allerdings keine Überheblichkeiten und Streß.

Die Azulfidine-Tabletten helfen mir über den Tag. Nur noch 2-3 Schübe. Ich freue mich über Ausscheidungen ohne Blut wie ein kleines Kind.

Vielleicht zahlt sich das Gefühl, nicht mehr erreichen zu wollen, positiv auf meinen Darm aus?

Tgb. 1983

Heute beim Spazierengehen. Denken an P. mit guten Gefühlen, auch wenn wir vieles Schwere wegen D. durchgemacht haben. Ich kann jetzt vieles von ihren Handlungen als Mutter besser nachvollziehen.

Ruhe, Gelassenheit, kein Denken an gestern oder morgen, Hier und Jetzt, kein Morgen, kein Anhaften. Ich gehe durch meinen Körper hindurch. Ob beim Essen, Lesen oder Zuhören. Meine Colitis gehört zu mir. Ich kämpfe nicht mehr gegen sie, sondern lasse ihr freien Lauf.

Das gesellschaftlich Sosein meines Darmes

Schon in den 68. Jahren hatte ich mich mit den möglichen Folgen der Sozialdeprivation auf Lernleistungen von Schülern beschäftigt, hatte schon immer den Verdacht, daß das Sein unser Bewußtsein bestimmt und auf das Sein zurückwirkt.

Kalle Marx mit seinen materialistischen, aber vielen Menschen auch suspekten Gedanken, erzeugte schon früh den Willen in mir, mich als Anwalt der „Unterdrückten und Geknechteten" zu empfinden.

Und nun saß ich selbst in der Zwickmühle, als treuer Staatsdiener den lieben Kindern Lesen, Schreiben und Rechnen beizubringen, ohne nach

Sinn und Bedeutung dieses hochpolitischen Tuns zu fragen.

Einfach nur Erfüllungsgehilfe zu sein, nur fachdidaktisch auf der Höhe zu sein, um meinen Stoff an den Mann oder Frau zu bringen.

Aber, so funktionierte es nicht. Die gesellschaftliche Wirklichkeit der 70. und 80. Jahre schärfte mein Bewußtsein für soziale Mißstände, gerade in den unteren Schichten, erheblich und brachte mich dazu, von einem humanen Menschenbild des gegenseitigen Respekts auszugehen, ohne an die Folgen in der Realität zu denken.

Schüler waren nicht friedlich im Umgang miteinander, Jungen waren sauer auf Mädchen, Eltern verweigerten die Mitarbeit und ausländische Mitbürger drohten mir Schläge an, weil ich versucht hatte, ein türkisches Mädchen mit auf Klassenfahrt zu nehmen.

Gruppenarbeit wurde von Schülern und Kollegen gleichermaßen boykottiert, meine Versuche, den Schülern ihre gesellschaftliche Wirklichkeit mit Slums, Arbeitslosigkeit, Alkoholismus, Drogen, Kriminalität, Schulschwänzen usw. zu spiegeln, verliefen im unterrichtlichen Chaos.

Der Versuch einer Kant'schen Aufklärung mit Hilfe der Ringparabel wurde zur Lachnummer von den Schülern degradiert.

Ich fühlte mich hilflos hin und her gerissen zwischen Anpassung und Subjektorientierung, zwischen didaktischer Notwendigkeit und banaler unterrichtlicher Tätigkeit, wobei der Frontalunterricht sich als sehr erfolgreich herausstellte.

Als ich Seminarleiter wurde, um angehenden Lehrern von meinen Erlebnissen im schulischen Alltag zu berichten, um sie auf eine subjektorientierte, integrative, kooperative Didaktik einzuschwören, hatte ich den Mut, das gesamte Schulsystem in Frage zu stellen, weil ich nicht wollte, daß Kinder in unseren Schulen als fröhliche, kreative Kinder hineingingen und als genormte Module herauskamen.

Ich legte mich mit Seminarleiter über die Fragen einer subjektorientierten Didaktik an, ich mußte in die Bezirksregierung zur Rechtfertigung, weil ich im Interesse der Schüler, einer Mutter die Mitarbeit im Unterricht ermöglichte und weil ich mich in Leserbriefen für eine integrative Erziehung und Bildung einsetzte und diese auch in meiner damaligen Schule ermöglichen wollte.

Die gesellschaftliche Wirklichkeit brachte mir und meinem Darm nur Ärger ein, vielfältige zusätzliche Toilettensitzungen und die Erkenntnis, daß mein Darm mir einiges verzieh, nur Streß und Ärger mit vorgesetzten Behördenvertretern mochte er nicht.

Mein unsinniges Anrennen gegen Unvernunft, Bürokratie und bildungspolitische Ignoranz nahm erst dann ein Ende, als es mir gelang, mich als gesellschaftspolitische Einheit in der Vielfalt zu erkennen und den Dingen, die geschehen sollten, gelassener entgegensah..

Tgb. 1981

Gesund im Sinne voll einsetzbar, bin ich nicht. Doch dieses habe ich bisher erfolgreich vor der Öffentlichkeit und Vorgesetzten verheimlichen können. Vielleicht sollte ich aber meine Colitis öffentlich machen, ich glaube, erst dann habe ich sie auch akzeptiert!

Tgb. 1982

Die Situation im Ausbildungsseminar ist gespannt zwischen den anderen Seminarleitern und mir wegen didaktischer Grundsatzfragen, sie akzeptieren eine andere Didaktik (kommunikative Beziehungsdidaktik) nicht. Sie sehen in den Referendaren nur Module, denen Wissen eingetrichtert werden muß, damit sie funktionieren. Ich glaube, so sehen sie auch die Schüler in der Schule. Was für angepaßte Lehrer produzieren wir hier nur?

Mein Darm gibt keine Ruhe. Er spuckt Blut und Galle.. Mal ist er abwartend, mal sehr aggressiv. Aber, er gehört zu mir. Hoffentlich weiß er das?

Tgb. 1985

Das Modell läuft hier in Braunschweig nur zögerlich an. Ich vermisse das pädagogische Engagement der Lehrer, sich auf erzieherisches Neuland einzulassen, auszuprobieren, zu experimentieren gemeinsam mit den Schülern. Und dann diese Schulbürokratie?

Meine Vorstellungen zur Umstrukturierung der Seminararbeit im methodisch-didaktischen Bereich stagniert, nein, wird von den anderen Seminarleitern blockiert. Ist meine Colitis vielleicht psychosomatisch bedingt?

Streß am Arbeitsplatz läßt meinen Darm nicht ruhen

Als junger Lehrer hatte ich keinen Streß damit, die Nächte mit flotten Kolleginnen in meinem Bett zu verbringen, am Morgen nach durchzechter Liebesnacht, Spiegeleier und Speck in die Pfanne zu hauen, den Tee für zwei zu bereiten, und die Decke wieder über die Köpfe zu ziehen, bis ich am Montag unvorbereitet in die Schule fuhr. Auf dem Parkplatz verabschiedeten wir uns zärtlich und marschierten getrennt in unsere Klassen, glaubten, keiner hätte etwas mitbekommen. Nur wenn ich mein Klassenbuch zur Kontrolle beim Direktor vorlegen mußte, oder, wenn eine Besichtigung zur endgültigen Verbeamtung anstand, oder, wenn Eltern sich über mich beschwerten und ich zum Schulrat geladen wurde, dann hämmerte es in der Magengegend wie wild und ich flehte um eine in der Nähe befindliche Toilette.

Als Lehrer hatte ich keinen Streß mit pubertären Jungen und Mädchen auf Klassenfahrt nach Travemünde zu fahren, dort die Nächte schlaflos im Zelt zu liegen und auf die Geräusche einer sich öffnenden Zeltwand bei den Mädchen zu lauschen, die fluchenden Eltern über eine vielleicht ungewollte Schwangerschaft im Kopf, grummelte es gefährlich in der Magengegend und ich suchte schnellstens mit einer Taschenlampe bewaffnet die Toilette zu erreichen.

Als Seminarleiter hatte ich keinen Streß mit dem Prüfungsablauf, weil ich den mit den Referendaren geübt hatte, aber, wenn eine Bewerbung meinerseits um einen Rektorposten anstand, konnte ich sicher sein, daß unter den gestrengen Augen meiner Dienstvorgesetzten, die meine Fähigkeiten als Seminarleiter beurteilen sollten, mein Darm zu rebellieren anfing, und ich mit hochrotem Gesicht, die Hände vor den Bauch haltend, die nächste Toilette aufsuchen mußte, auch auf die Gefahr hin, keinen guten Eindruck bei den Herrschaften hinterlassen zu haben.

Als Schulleiter hatte ich keinen Streß mit der Führung einer Schule. Mein Kollegium zog mit in dem Bemühen, Schule und das Lernen von Schülern als autopoietische Gegebenheiten zu begreifen, das Lernen als ein dem Lernenden selbst zugeeigneten Prozeß anzuerkennen, und nicht als Methode des Nürnberger Trichters.

Die Wahrnehmung ist als reine Konstruktion unseres Gehirns zu akzeptieren, und somit muß jeder Schüler und auch Mensch seinen eigenen Lernprozeß durchlaufen, der eine früher, der andere später.

Erst eine von außen an uns herangetragene Störung bringt uns aus dem Gleichgewicht und ermöglicht uns „zu lernen".

Halt, dachte ich, wenn Streß von außen deinen Darm bedrängt, der innere Streß, den du freiwillig gewählt hast, deinem Darm gefällt, dann darfst du weiterhin keiner von außen an dich herangetragenen Forderung ohne Absprache mit deinem Darm genügen, dann solltest du mehr auf deinen Darm hören, solltest des öfteren mit ihm sprechen, wie mit einem guten Freund.

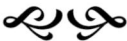

Tgb. 1985

Wir wollen nach Frankreich mit dem Wohnmobil. Meine Blutungen gehen wieder los. Also, Tabletten nehmen.

Ein Jahr hatte ich dank Azulfidine Ruhe. Die neue Aufgabe in der Schule nimmt mich sehr in Anspruch. Loslassen, loslassen!

Tgb. 1986

Mein Darm ist mal wieder am rebellieren. Hatte Ärger mit einem alkoholkranken Lehrer an der Schule.

Mußte während des Vormittags 10 mal aufs Klo.

Tgb. 1986

Meine Blutungen halten an. Ich will immer noch zu viel und zu schnell. Ich muß ruhiger werden. Wie aber, wenn täglicher Ärger mit Eltern, Schülern, Kollegen vorprogrammiert ist?
   Die Azulfidine-Tabletten helfen. Einige am Tag. Manchmal etwas Schleim und Blut. Die Krämpfe sind enorm. Aber, habe ich es mir nicht selbst zuzuschreiben, wenn mein Darm mal wieder rebelliert?

Tgb. 1990

Ich blute wieder mal wie ein Schwein, Woher das wohl kommt? Fresse zu viele Azulfidine-Tabletten. Meine Dissertation muß fertig werden. 4 Jahre Streß dürfen nicht umsonst sein.

Mein Darm erkennt die Wirklichkeit

Es brauchte alles seine Zeit, auch die, zu erkennen und zu fühlen, daß eine Arbeit in den höheren Gefilden der Schulratsebene nicht mein Ding war. Doch dieses Erkennen setzte auch den Mut voraus, mein Karrierestreben, meine pädagogische Ungeduld als

Ausdruck unerfüllten Geltungsstrebens zu verändern.

Mein Ego als ein Hindernis auf dem Wege zu mir und meinem Darm zu überwinden. Mich der Achtsamkeit, dem Gewahrsein und der unmittelbaren Gegenwärtigkeit im Sinne Krishnamurti`s hingeben, ohne mich als Ganzheit zu verleugnen, die sich aufgespalten in Süchte nach Anerkennung, Reichtum, Macht von außen manipulieren ließ.

Mein Darm zeigte mir den Weg zur Ganzheit meines Körpers und meiner Psyche und verbot mir, mich weiterhin von anderen für einen Karrieretrip mißbrauchen zu lassen.

Sollten sie doch mit Funktionen, Geld und Ansehen andere in Positionen locken. Nur wenn ich widerstand, blieb mein Darm ruhig und ließ die anderen machen.

Ich ließ die Verlockungen von Ruhm und Geld durch mich hindurchgehen, ich blieb kalt bei dem Gedanken an eine A 15-Stelle in der Bezirksregierung.

Früher beneidete ich Menschen, die in hohen Positionen Macht in ihrer Person vereinigten, und diese Macht gegen andere Menschen ausspielten, weil sie glaubten, die Menschen dadurch auf den „richtigen Weg" zu bringen.

Mit ihren klaren zielstrebigen Ansprachen markierten sie Zielvorgaben, die dann als erfüllt oder nicht erfüllt abgehakt wurden.

Sie handhaben Schüler wie formbare Module, behandelten Lehrer als gefügige Untertanen, das Erreichen von Zielen wurde zum Selbstzweck erhoben.

Schon als Seminarleiter hatte ich mich mit anderen Pädagogen wegen der Zielhierachisierung bei Unterrichtsvorbereitungen der Lehrer in die Haare gekriegt. Ziele waren wie aufgestellte Initiationszeichen am Wegesrand zum vollkommenen Lehrer aufgestellt worden. Die Norm im Kopfe, waren Ziele für viele Pädagogen die notwendige Erfolgskontrolle, um die Guten von den Schlechten trennen zu können.

Hier nun spielte ich nicht mehr mit und überließ es weiterhin schulpolitischen Dilettanten, der Organisation von Schule mehr Augenmerk zu schenken als den Inhalten und den Schülern.

Mein Darm machte mir Mut, mich gegen bildungspolitische Entscheidungen in Wort und Tat zu stellen, führte meine Hand bei manchem Leserbrief und manchem Aufsatz.

Nur so konnte ich ruhig durchatmen, meine Gedanken sammeln und mich dem wohligen Gefühl des Nichtstuns hingeben. Ich spielte ihre Spiele nicht mehr mit, verweigerte mich ihren verlockenden Angeboten und konnte sogar meinen Darm als Argument benutzen, um aus dieser Tretmühle der unpädagogischen Verwaltungsarbeit als Schulleiter heraus zu kommen. Mein Darm erkannte die Wirklichkeit.

Tgb. 1993

Werde wohl nicht zum Schulrat gemacht werden, da ich inhaltlich nicht der Norm eines Schulrates entspreche, der angepaßt ans System, ohne inhaltliche Vorstellungen, nur von Formalitäten sich leiten läßt. Will ich so sein?

Soll ich mich so verbiegen lassen, nur um dieser Norm zu entsprechen?

Ich spreche das aus, was andere nicht zu denken wagen.

Deswegen tanze ich auch immer wieder in der Bezirksregierung zum Appell an.

Die wichtigen Dinge des Lebens

Alleine die Frage zu stellen „Was ist wichtig in meinem Leben?" ist unwichtig, weil sie ablenkt von dem Weg, der eigene Schüler und Lehrer zu sein, weil dieses die Frage nach der Vergangenheit und der Zukunft einschließt, die aber nur in dem Hiersein, in dem Jetzt zu beantworten ist.

Wichtig ist, sich selbst gewahr zu werden. Wie bei mir, durch die Konfrontation mit meiner Darmerkrankung und den sie mit auslösenden Sozialisationsbedingungen. Nur in der Gegenwart des Hierseins lernte ich mich so kennen, daß ich auch die Darmattacken deuten konnte, mich auf sie einstellen konnte.

Indem ich lernte, meinen Darm im Jetztsein zu erfahren, zu erfühlen, konnte ich ihn beobachten, konnte mich beobachten.

Dieser überlebenswichtige Kennenlernprozeß verlief parallel zu meinen Darmattacken und ließ mich den Prozeß von Unsicherheit, Offenheit, ohne Zweckrichtung erahnen und begreifen.

Nichtlineare Phasensprünge und dissipative Strukturen (Begriffe aus der Chaos-und Systemforschung) halfen mir, in Verbindung mit den Erkenntnissen von Krishnamurti zu einem Leben mit mir selbst im Hiersein. Es gab weder Zukunft noch Vergangenheit, an die ich anhaften konnte, nur das Jetzt.

Der Weg als Ziel wurde mir durch meine Colitis aufgegeben und, obwohl ich dieses erst spät erkannt hatte, bin ich mir jetzt viel näher.

Der Kampf gegen meine Krankheit, und der Versuch, diese durch Karriere zu überwinden, war ein Kampf ohne Aussicht auf Erfolg.

Nur dem Erkennen des Sinns und der Bedeutung meiner Colitis, der Ansprache und dem Verstehen der Krankheit, habe ich es zu verdanken, aus der Gegenwart heraus zu leben.

Meine Eßgewohnheiten hatten sich verändert, mehr Gemüse, mehr Ballaststoffe, mehr Zeit fürs

Essen in trauter Gemeinschaft mit meiner Frau oder guten Freunden.

Ich selbst erlernte das Kochen mit dem Römertopf und mit dem Schnellkochtopf durch meine Frau.

Der kreative Akt des Ausprobierens, die unterschiedlichen Kochmöglichkeiten und Kochkünste fremder Länder und Menschen brachten mich dazu, viele fremdartige Gewürze und Lebensmittel auszuprobieren.

Der Spaß am Kochen, Braten, Backen korrespondierte mit dem Genuß am gesunden Essen, ohne es ideologisch zu betreiben.

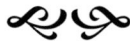

Tgb. 1994

Mir geht es, bis auf mein Übergewicht, sehr gut. Die Beschäftigung mit der Chaos-Theorie, mit den ganzheitlichen Ansätzen von Prigogine, Stengers zeigt mir eine andere Sichtweise der Dinge und des Lebens Bei solchen Gedanken während des Lesens, kann ich spüren, wie mein Darm sich lockert und entspannt. Ich spreche mit ihm, wie mit einem guten Freund.

Auch mein Heuschnupfen hat sich verbessert, seit ich kein Volon A 40 mehr spritze.

Tgb. 1996

Kur in Bad Pyrmont, Wassertrinken, Spazierengehen, Massagen, Schwimmen, Essen beim Chinesen, viel Schlafen, Fango und Tango.

Ich denke viel über meine Frau P. und unsere gute Beziehung nach. Sie fehlt mir hier sehr.

Meine Colitis schläft tief und fest. Mache also keinen Lärm und wecke sie. Nur ein Buch lese ich in den 3 Wochen, Varela, „Der mittlere Weg der Erkenntnis". Meine Träume schreibe ich eifrig auf, weil sie mir auch ein Stimmungsbild meines Unterbewußtseins vermitteln, weil sie, genau wie die Colitis, zu mir gehören, ein wertvoller Teil von mir sind. Achtsamkeit und Gewahrsein bekommen in meiner Situation für mich eine persönliche Bedeutung, werden wie Leuchtfeuer von mir wahrgenommen. Mein Darm freut sich.

Annehmen und hindurchgehen, Dinge geschehen lassen, auf mein Inneres hören. Gespräche mit mir halten, auch wenn es andere beim Essen stört, wie heute in einem Café, wo eine Frau mich daraufhin ansprach, ich würde so laut mit mir selbst sprechen, und ich ihr antwortete, sie

sollte verstärkt mit sich selbst reden, es würde ihr auch gut tun. Nein, wir wollen es nicht übertreiben.

Vivaldi, Mozart, Bach und reichlich Wassertrinken. Ich könnte mich an Klassik-Musik zur Entspannung gewöhnen. Wenn ich zu Hause bin, will ich gerne einen Versuch unternehmen. Ich genieße das Abendessen beim Chinesen, bei dem ich auch Quartier bezogen habe. Das chinesische Essen bekommt mir gut.

Mein Darm träumt

Seit meinem 10 Lebensjahr hatte ich mir angewöhnt, meine nächtlichen Gehirnergüsse, genannt Träume, aufzuschreiben. Dabei verfeinerte ich die Technik derartig, daß ich mich im Traum wachrufen konnte, zum Bleistift griff, und in Stichworten meinen Traum zu Papier brachte.

Mit meiner CU wuchs in mir das Bedürfnis, meine Träume genauer zu erfassen, um einen eventuellen Zusammenhang zwischen Innen und Außen zu erkennen. Die Rückerinnerung am Morgen war manchmal sehr schwierig, weil ein Traum als Gefühl sich schwerlich in Worte pressen ließ.

Also versuchte ich schon während des Traumvorganges den Ablauf des Traumes mir zu merken, indem ich markante Gefühle mit Erinnerungszeichen verband.

Sah ich mich z.B. in der Schule, als einfacher Lehrer, koppelte sich das innere Gefühl „einfacher Lehrer" mit mir „sitzend im Lehrerzimmer", nicht im Rektorzimmer, mit dem Zeichen „Lehrerzimmer".

Das Gefühl „nur Lehrer" mit dem Zeichen „neue Rektorin im Rektorat".

Oder das Gefühl „Freude" mit dem inneren Sehen eines von Schilf umgebenden Teiches.

So konnte ich Bilder in Verbindung mit Gefühlen authentischer zu Papier bringen. Ich fühlte mich mit der Niederschrift näher an meinen Träumen.

Aus diesen vielen Aufzeichnungen entwickelten sich neue Assoziationen und Bilder, konnte ich annähernd meinen inneren Zustand ablesen und mich darauf einstellen.

So wiederholten sich in meinen Träumen oft die Fahrten nach Elba oder in die Provence, auf der ich mitten beim Fahren schon verzweifelt nach einem Busch oder Baum, nach einer Toilette oder Raststätte Ausschau halten mußte.

Dieses Gefühl von Ohnmacht und Verzweiflung meinem Darm gegenüber, der im Traum machte was er wollte, hatte ich in der Realität zu Genüge erfahren und machte sich seit dem Beginn meiner Remissionsphase (ca. 1993) verstärkt in Träumen bemerkbar.

Schweißgebadet wachte ich auf, fühlte automatisch in meine Pyjamahose, und stellte mit Erleichterung keine abgesonderten Flüssigkeiten fest. Und dieses Glücksgefühl konnte ich in meine Traumaufzeichnungen über den Verlauf meiner Krankheit mit einfließen lassen (Wie ich heute meine, verstärkte es meine Remission.).

Träume waren für mich und meinen Darm eine wunderbare, bewußte Aufarbeitung tagtäglicher Kämpfe, Lüste, Verdrängungen, Schmerzen, Sorgen und Nöte.

Mir war oft so, als wollte mein Darm mit mir über die Träume Kontakt aufnehmen, mir Wege aufzeigen, mich warnen und mir verdeutlichen, "Ich gehöre zu dir, verdränge mich nicht aus deinem Leben, sondern setzte dich mit mir auseinander. Ich kann dir vieles verzeihen, aber wenn du wieder zu viel Streß an dich herankommen läßt, wieder nur deiner Karriere hinterher hechelst, wieder nur dein Essen herunter schlingst, ohne auf Geschmack, Süßes, Saures Salziges und Bitteres zu achten, ohne den Tag als Tag im Hier und Jetzt wahrzunehmen, dann schicke ich dir meine Träume als Warnung".

Diese Traumtagebücher hatten immer eine positive Wirkung auf mich, weil sie mir anzeigten, in welchem Zustand sich mein Geist und meine Seele befanden, und wie ich „fernab vom Gleichgewicht" ein Leben in Harmonie mit mir führen konnte.

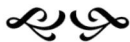

Tgb. 1996

Meine Träume überkommen mich. Ich bin mit dem nächtlichen Schreiben manchmal nicht schnell genug. Dann flüchten sie sich in das Unbekannte. Habe viele Zettel schon vollgeschrieben. Gefühle versuche ich an Traumsituationen zu binden, um sie besser erinnern zu können. Die mir einfließenden Traumszenen versuche ich im Traum zu wiederholen, zu versprachlichen, was mir immer häufiger gelingt.

Mein Darm und meine Beziehungen

Die Sache mit dem Sex. Wie viele Bücher im Guten wie im Bösen, voller Leidenschaften und voller Perversionen sind schon über dieses Thema geschrieben worden, ohne daß ich den Eindruck hatte, den tieferen Sinn dieses irdischen Vergnügens, außer zum Kinderzeugen, begreifen zu können.

Verliebtsein, erotisches Anmachen, Herzklopfen, Händchenhalten, Blumen und ein zarter Kuß, hingehaucht auf die rot sich färbende Wange, während der Herzschlag bis in die Glieder zu spüren war.

Und alles nur, um in höchster Ekstase sich zu vereinigen, auseinanderzugehen, sich für den Rest der Nacht, auf die Seite zu legen, um es am anderen Tage in gewohnter Weise wieder zu treiben.

Die pure Lust mit allen ihren verzweifelten Leidenschaften und Sehnsüchten, Haßtiraden und Liebesschwüren, erotischer Suche nach Nähe und verspielten Gedankenorgasmen.

Ich mußte mich hüten, diesen Ausschweifungen körperlich hinzugeben, solange ich meinen Darm nicht gut genug kannte, denn sonst konnte es passieren, daß mitten im Liebesgetümmel mich ein fürchterlicher Magenhammer traf und ich fluchtartig in Hockstellung die Nähe einer Toilette suchte.

Für manche meiner Geschlechtspartnerinnen kein erotisierender Augenblick, zumal damals die Diskussion um den klitoralen Orgasmus aufkam, dem viele Frauen scheinbar bis heute hinterher jagen und damit ihre Männer an den Rand der Verzweiflung bringen.

Dieser Befriedigungsattacken bediente ich mich mit mehr oder minder großem Erfolg, ohne zu ahnen, welchem Leistungssport meine Partnerin und ich dabei frönten, und wir uns wunderten, wie wenig wir uns unseren erotischen Seelen widmeten.

Einige Beziehungen gingen in die Brüche, weil wir dem Sex mit allen Facetten zu starke Aufmerksamkeit widmeten, und dieser ungeheure Eroberungs- und Ausprobierungsdruck uns immer weiter voneinander entfernte, so daß beim Schlafvorgang nur unsere Körper sich in die Körperöffnungen fügten, nicht aber unsere Seelen. Und wie gesagt, dieses nahm mein Darm mir zunehmend übel.

Bei anderen Frauen liebkoste ich nur die Seelen und erreichte mehr Anhänglichkeit und weibliche Berührungen, als bei vielen körperlichen Vereinigungen.

Auf meinem langen Weg zu einer befriedigenden Sexualität, die mich und meinen Darm nicht unter Streß setzte, mich nicht unter verlorenem Liebesleid ersticken ließ, mich mehr zu einem Frauenversteher als zu einem Frauenkenner werden ließ, auf diesem Weg blieb es bei einer sexuell-erotischen Beziehung wie unter Freunden, wie unter Geschwistern mit dem Wissen um das Wohl des anderen.

Mit zunehmendem Alter meinerseits verlor ich auch die Lust und Energie an sexuellen Turnübungen mit Frauen. Mein Körper entspannte sich und freute sich an den öffentlichen sexuellen Ritualen junger Liebender, die hingegeben sich auf einer Frühlingswiese liegend in den Armen lagen und küßten, denen noch die Erfahrungen des Älterwerdens bevorstanden.

Nicht Wut oder Trauer über den Verlust sexueller Leidenschaften, sondern Befriedigung darüber, daß mit dem Älterwerden in der Partnerschaft auch ein gegenseitiger Respekt, eine gegenseitige Achtung voreinander sich entwickelte, die als Grundlage für einen gemeinsamen Weg tragfähig wurde.

Nicht mehr die Jagd nach dem multiplen Orgasmus war unser Ziel, sondern die Zweisamkeit mit dem ganzheitlichen Körpergefühl des Anderen und die Vertrautheit gemeinsamer Erfahrungen wurden zur Grundlage eines neuen Lebensabschnittes in unserer Beziehung.

Nicht die Kunst des Penetrierens war gefragt, sondern die Körperfühlung, das enge Aneinanderschmiegen zweier autonomer Ganzheiten, die Seelenverwandtschaft und das Gefühl „Du bist nicht alleine" brachte mich in meinen Beziehungen zum anderen Geschlecht auf eine für mich richtige Bahn.

Tgb. 1997

Habe eine schwere HNO-OP hinter mir. Bin froh, daß P. und ich einen mittleren Weg aus dem Ehezwang der Sexualität gefunden haben. Ich liebe sie sehr.

Mein Darm verläßt die Schule

Die Alltagssorgen eines guten Schulleiters, als „primus inter pares", nahmen zumindest in Niedersachsen mit Beginn der Verwaltungsreformen im schulischen Bereich derartig zu, daß einige meiner Schulleiterkollegen sich überlegten, ob sie unter diesen Umständen weiterhin ihren pädagogischen Aufgaben nachzukommen können.

Der Druck, mehr Effektivität, mehr Effizienz, mehr an Schüler-Output zu bewerkstelligen, die Organisationsform Schule zu verschlanken, ein willfähriger Handlanger für die jammernde Industrie

(„Die Schüler lernen zu wenig und nicht das Richtige") zu sein, überschnitt sich mit dem Angebot unserer Vorgesetzten, im Blockmodellverfahren früher in den Ruhestand zu gehen.

Diese Chance ließen sich einige meiner Kollegen und auch ich, sich nicht entgehen.

Schule verstand sich schon lange nicht mehr auf pädagogische Spielregeln, nach dem Spruch „Das Ich wird erst am Du zum Ich" (zitiert nach Martin Buber), hatte sich abgewendet von einer humanen, integrativen, entwicklungslogischen Didaktik, die das Subjekt mit seinen vielfältigen Potentialen im Mittelpunkt sah, die den Lehrer als Lebenswegbegleiter definierte und den Schüler in seinen momentanen Lernanstrengungen ernst nahm.

Eine neue „Nürnberger Trichter Methode" feierte Wiederauferstehung aus Trümmern einer linear angelegten Pädagogik.

Mehr Leistungen durch Kopfnoten, Zwischenprüfungen, Turbo-Abitur, Begabtenförderung, Erschwerung des Abiturs usw.

Die vielfältigen Verwaltungsaufgaben für Schulleiter, die nun zu Dienstvorgesetzten erhoben wurden, fanden sich in Katalogen wieder, die sich wie Schauermärchen aus den 50. Jahren der Republik lasen.

Listenüberprüfungen, Krankmeldungsüberprüfungen, Mehrarbeitsstundenkonten, Schulbuchausleihe usw.

Die Pädagogik, derentwegen ich einmal Lehrer geworden war, die Erziehung und Bildung als sinnvolles Streben nach Erkenntnissen im Leben des Einzelnen, fand immer weniger statt.

Dafür setzen sich Module in der Lehrerbildung, wie Bachelor und Master durch, die mit Pädagogik nach meiner Meinung so wenig zu tun haben, wie Sex mit Kinderkriegen.

Meine Zeit war abgelaufen und es fügte sich wie ein Puzzle zusammen.

Ich verließ meine Schule, an der ich fast 19 Jahre als Schulleiter gewirkt hatte, ohne Tränen, ohne Wehmut, ohne Wehklagen.

Ich verließ „meine Schule" (und darin schließe ich alle damaligen Kollegen/innen, Eltern und Schüler/innen ein), an der ich Höhen und Tiefen eines Schulleiterlebens durchlebte, an der viel Neues in Form der integrativen Erziehung und Bildung im Tertiär-und Primarbereich ausprobiert wurde, die in der Berufsschule mit den in ihr entwickelten integrativen Lernstrukturen Zeichen setzte und nicht zuletzt ein eigenständiges pädagogisches Profil entwickelte und pflegte.

Nicht zum Ruhme von uns Lehrern oder Schulleitern, sondern zum Wohle der uns anvertrauten Kinder.

Einige Kollegen empfanden uns zunehmend als „Dinosaurier der Pädagogik".

Viele Geschichten gingen mir nach meinem Weggang durch den Kopf, die vielleicht eines Tages den Sprung in ein Buch finden sollten, sie hätten es verdient.

Viele Träume gingen mit mir durch die Nächte nach meinem Abschied, und fast alle zeigten mir meinen inneren Frieden mit der damaligen Entscheidung auf.

Keine Durchfälle, keine Magenkrämpfe, keine Tabletten, keine Klistiere.

Wie befreit und gereinigt kam ich mir vor, daß ich ohne Hast mit meinem Hund Radfahren kann, mich an meinen Teich setze, ohne Akten, ohne Diktate, ohne Zeugnisse, ohne Konferenzvorbreitungen.

Es ging mir gut ohne Schule und nerviges 45-Minuten Klingeln, ohne Vertreter- oder Elterngespräche, ohne alkoholkranke Lehrer/innen und unfähige oder ausgebrannte Pädagogen, die nur ihren Job machten, aber wenig an die Entwicklung und situative Befindlichkeit der Kinder dachten.

Es ging mir weniger gut bei den Gedanken an engagierten Lehrer/innen, die weiterhin den Druck der Schulbürokratie und auch der Eltern aushalten müssen, und trotzdem jeden Morgen versuchen, Lebenswegbegleiter ihrer Zöglinge zu sein.

Die Jagd nach dem Karrierekick war nun endlich zu Ende. Mein Darm hatte seinen Frieden mit mir gemacht.

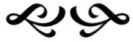

Tgb. 2001

Hätte nie gedacht, meine Schule so schnell hinter mir lassen zu können. Amtsarzt, letzter Schultag, Übergabe der Schlüssel, Verabschiedung und weg auf nimmer Wiedersehen. Mein Darm ist ruhig, meine Psyche auch.

Der klare Furz

Es gab immer wieder Zeiten einer Hochstimmung seit Ausbruch meiner CU, die mich überglücklich machten, z.b. wenn mir ein klarer, lauter Furz entfuhr, der sich ohne Mühe aus meinem Darm ans Licht drängte.

Viele Menschen versuchen dieses mit allen Mittel zu unterdrücken, pressen verzweifelt ihre Hände an den Magen, als wollten sie mit Gewalt den Furzen Einhalt gebieten.

So weit ich dieses während eines Schubes zu verhindern suchte, ging es nur wortwörtlich in die Hose. Alle Bemühungen, den Furz zu verhindern, waren bei mir umsonst, und ich fragte mich ernsthaft, wie schaffen es andere Menschen, dieses an sich natürliche Bedürfnis zu unterdrücken, nein, es zu verdrängen?

Und was geschah, wenn sie es unterdrückt hatten, mit den Gasen?

Wilde Vorstellungen kreuzten mein Hirn und ließen herrliche Phantasien entstehen.

Prall mit Gasen gefüllte Bäuche, die sich in die Lüfte erhoben, um dann mit einem lauten Krachen auseinander zu bersten.

Welch gräßliche Visionen mein Hirn auch immer ausheckte, ich hatte meine Probleme, meine Furze bei mir zu halten, weil mein Darm sich eine CU angelacht hatte, die einen klaren Furz nur in Etappen zuließ.

Aber, dann, nach Tabletteneingaben, Kortisonspritzen, Einläufen erlebte ich die Wohltaten von leichten, luftigen Furzen, ohne Verschmierungen, blutigen Spritzern und durchsichtigem Schleim.

Mein positiver Furzeindruck verstärkte meine Remissionsphase, gab mir Schwung und Mut, den nächsten CU-Attacken entgegenzutreten.

Es ging so weit, die Anzahl meiner klaren Furze in einen Wandkalender einzutragen, was meiner Frau auffiel und ich wahrheitsgemäß auf ihre Frage nach dem Sinn der Eintragungen antwortete „Je mehr klare Furze ich habe, desto besser geht es mir"

„Und was ist dann ein unklarer Furz?"

Ich weiß nicht mehr, ob ich geantwortet hatte, jedenfalls waren die Furze kein Thema mehr zwischen uns beiden.

Im Laufe der Jahre konnte ich feststellen, daß meine Furzperioden länger wurden, daß die Anzahl der „unklaren Furze" zurückgingen.

Meine ehrgeizigen Bestrebungen nach Macht und Anerkennung, nach egoistischer Liebe und Selbstmitleid, korrespondierten auffällig mit den Sequenzen meiner klaren Furze.

Je mehr ich von meinen ehrgeizigen Karrierewünschen loskommen konnte, desto klarer wurden meine Furze.

Es grenzte an ein kleines Wunder, als ich eines Tages feststellte, daß meine Toilettengänge von wohlklingenden Furzen begleitet waren, daß ich meine Furze, wenn auch nur für kurze Zeit, bei mir halten konnte, um mich dann zu entladen, wo auch immer, und daß es Menschen gab, die dieses nachempfinden konnten, nämlich Menschen, die unter den gleichen Symptomen litten wie ich.

Es kann einer, der unter dieser Krankheit wie CU oder MC nicht leidet, kaum nachempfinden, wie uns zumute ist, wenn wir „Winde ablassen" müssen und unser Darm nicht mitspielt, wie wir uns quälen müssen, um ohne vorzeitige Abgänge eine Toilette zu erreichen, oder wie niedergeschlagen wir sind, wenn es uns wieder „daneben" gegangen ist, und sei es auch in die Hose.

Ein klarer Furz heißt leben und dankbar sein, für jeden weiteren klaren Furz.

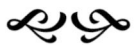

Tgb. 1983

Meinem Darm geht es ganz ordentlich. Ich werde ja auch Schulleiter, und verlasse das Seminar. Fast keine Blutungen mehr. Liegt wohl auch mit an psychischen Gegebenheiten. Was mich ganz besonders freut ist die Tatsache, daß ich keine Angst mehr vor einem Furz haben muß, wie früher, wenn ich mit dem Furz mir auch gleich in die Hose schiß. (Klingt brutal, ist aber meine Wirklichkeit, wenn ich daran denke, wie oft ich unter einer Dusche meinen flüssigen Stuhl nicht mehr halten konnte.)

Tgb. 1993

Mein Darm furzt wie wild, ohne Blutungen, klar und hell. Keine Blähungen, keine Unterdrückungen, kein wildes Gerenne.

Selbst in der Öffentlichkeit unterdrücke ich nicht die Artikulationen meines Darmes, auch wenn es meiner Frau manchmal peinlich ist, wie neulich auf einer Party, als es losdonnerte und die neben uns stehende Gastgeberin mich erschrocken ansah und ich nur sagte „So klingt ein klarer Furz!"

Epilog

Vieles mußte zusammenkommen, um meine „Heilung" voranzutreiben.

Waren es nun gute Bücher, die mir wichtig wurden, oder Tabletten, die momentane Schwierigkeiten mit meinem Darm überwinden halfen?

Veränderte und regelmäßige Nahrungszufuhr spielte gewißlich eine Rolle, wobei ich den Grünen Tee heute nicht mehr missen möchte, während ich Kaffee und Alkohol aus meinem Repertoire gestrichen habe.

Es waren Menschen, die mir begegneten, mich stärkten oder mich herausforderten.

Menschen, an denen ich mich orientieren und messen konnte.

Die Erkenntnis war, daß nur ich selbst eine Veränderung in meinen Grundhaltungen dem Leben und meiner Krankheit gegenüber vollziehen konnte, und keiner die Verantwortung für mich trug, nicht meine Eltern, ehemalige Lehrer, Liebhaberinnen oder meine jetzige Ehefrau.

Körperliche Tätigkeiten in Maßen, Radfahren, Tennisspielen, Hundeführung, gemeinsame Spaziergänge mit meiner Frau, gemeinsame Meditationen.

Den Tag genießen, gemeinsame Reisen spielten und spielen eine ebenso große Rolle, wie die Erkenntnis, das Chaos an mich herankommen zu lassen, um es dann durch mich hindurch ziehen zu spüren.

Plötzlich konnte ich etwas für andere tun, ohne etwas zurück zu verlangen.

Meine egoistischen Motive nach Macht und Karriere wurden abgelöst von der Vertrautheit in geselliger Runde, mit Menschen, die unterschiedlicher nicht sein können, die ich aber schätzen gelernt habe, weil ich dazu gehöre, mich als Teil von ihnen empfinden kann.

Das Boule-Spiel und der gemeinsame Sportabend wurden mir wichtiger, als das Breitsitzen meines Hinterns auf politischen Bildungsveranstaltungen, auf denen nur die Beweihräucherung der eigenen Unfähigkeit gefeiert wurde.

Neue Herausforderungen wie das „Radiomachen" nahmen und nehmen einen breiten Raum in unserem Leben ein.

Ohne Tiere im Haus (Hund und 2 Katzen zur Zeit), ohne quakende, lärmerzeugende Frösche im Teich, die jedes Jahr wiederkommen und uns mit ihrem Gequake anzeigen, „Hurra, wir leben immer noch!" ohne meine Frau und meinen Sohn, der sich bestimmt manchmal einen anderen Vater wünschte, ich hätte diese schwere Zeit nicht durchgestanden.

Mein Leben ist überschaubarer, greifbarer, im Hiersein gebunden.

Ich konnte meine Vergangenheits- und Zukunftsängste loslassen, mich in Achtsamkeit und Gewahrsein üben, und konnte meine Krankheit als meinen Freund empfinden, der mich auch weiterhin begleiten wird.

Die Suche nach einem Wunder, oder, hilf dir selbst!

Wenn Menschen mit CU oder MC zum ersten Mal mit ihrer Krankheit konfrontiert werden, stellen sich Fragen nach verschiedenen Therapien, die im Laufe der Erkrankung begonnen und wieder abgebrochen werden. Viele probieren vieles aus und machen positive Erfahrungen mit Wunder- und Geisterheilern, oder Homöopathie.

Da diese Krankheit auch zu den Autoimmunkrankheiten gehört, versuchen Menschen, die an die Homöopathie glauben, neben der "Normaltherapie" immer anthroposophische Medikamente einzusetzen, die bei einigen Betroffenen gute Erfolge bringen und Nebenerscheinungen der Krankheit wie Übelkeit oder Gelenkschmerzen linderten, bzw. ganz unterdrückten.

Einige Ärzte scheinen allerdings von dieser Heilungsmethode nicht sonderlich angetan zu sein.

Neuerdings werden „WÜRMER-COCKTAIL ALS HILFE FÜR DEN DARM" angeboten. Ein Cocktail mit tausenden Eiern des Schweinebandwurms soll künftig gegen bisher unheilbare Darmentzündungen helfen. Das Gebräu hatte in einer US-Studie die Leiden von Morbus-Crohn und Colitis-ulcerosa-Patienten gelindert. Eine Hamburger Firma will den Wurmcocktail auf den Markt bringen. Warten wir ab, ob es nur wieder eine sich auflösende Hoffnungsente ist.

Meine Meinung über Selbsthilfegruppen allgemein und speziell für CU-Betroffene als Anmerkung.

Ich halte sie für unverzichtbar, weil sie den regen Kontakt und die Kommunikation zwischen den Betroffenen aufrecht erhalten, das Selbstvertrauen Betroffener stärken und diese nicht in der Einzelkämpfersituation zurücklassen.

Selbsthilfegruppen waren mit das Beste, was uns als Menschen mit CU oder MC im Zusammenhang mit dieser Krankheit passieren konnte.

Lauter Menschen wie ich selbst, und wenn ich sie dann z.B. auf Veranstaltungen treffe, alle sehen ganz normal aus!

Auch die vom DCCV zur Verfügung gestellte Mailing-Liste erfüllt seine Aufgaben im Austausch unterschiedlicher Ansichten, Heilungschancen und Mutmachens, besser als mancher Arzt.

Die Ursachen, die zur Entzündung der Darmschleimhaut bei Colitis Ulcerosa führen, sind nach wie vor unklar. Eine mögliche Ursache könnte eine gestörte

Barrierefunktion der Darmschleimhaut sein. Dadurch könnten Stoffe oder Keime in die Darmschleimhaut eindringen und so zu einer Entzündung führen.

Hier setzen die Untersuchungen mit Lecithin an.

Es erscheint plausibel, daß durch Zugabe von Lecithin der Schleimhautschutz verbessert wird.

Wieder andere Betroffene suchen Hilfe bei der ayurvedischen Medizin.

Da seien genannt Isabgol=Wegerichkleie=Flohsamenschalen.

Und das Kochen im ayurvedischen Sinne mit Ghee

(geklärte Butter) ist von einigen Betroffenen fester Bestandteil ihrer Zubereitung der Nahrung geworden.

Weihrauch ist bei dieser Aufzählung nicht zu vergessen.

Streß als mitauslösender Faktor kann durch geeignete Therapien (Psychoanalytisch, Gesprächstherapien usw.) gemildert werden.

Wenn dann allerdings ein behandelnder Arzt etwas von „psychosomatisch" faselt, heißt es, daß der Arzt hilflos ist.

Ich habe niemals auf ein Wunder gehofft, sondern bin in mich gegangen, um meinen inneren Problemen auf die Spur zu kommen, um meinen Ängsten und Träumen, meinen Hoffnungen und Verzweiflungen einen Namen geben zu können.

Ich konnte meine Krankheit zu einem freundlichen Gesellen machen, der mich ab und zu daran erinnert, daß er zu mir gehört.

Was ich mir von meinen gesunden Mitmenschen wünsche, ist „Toleranz gegenüber Menschen mit CU oder MC!"

Ansonsten erlebe ich meinen Alltag seit meiner Erkrankung in den beschwerdefreien Zeiten als ein Geschenk und nicht als selbstverständlich.

„Was ich heute nicht erlebe, wenn's mir gut geht, versäume ich morgen, wenn's mir schlecht geht."
(Zitat einer Betroffenen aus der DCCV-Mailingliste)

Und zum Schluß...

Mein persönlicher Gesundheitscocktail:

Bierhefe Tabletten (-2 pro Tag)
eine kleine Knoblauchzehe mit Vollkornbrot am Morgen
Mundspülung mit einem Teelöffel Olivenöl
Omega-3-Fischöl-Tabletten

Wichtige Adressen

http://www.dccv.de (Deutsche Morbus Crohn/Colitis ulcerosa Vereinigung-DCCV-e.V.)

http://www.sylvi.at

Morbus Crohn-Colitis ulcerosa FORUM

http://www.kgu.de

Selbsthilfegruppen

www.kiss-regensburg.de

www.selbsthilfe-navigator.de

www.behinderten-ratgeber.de

Vitae cursus

Dr. Michael Dahlke
Backhausweg 30
38173 Sickte

http://www.lebenshunger.de
dr.md@gmx.net

1943 geb.
Einschulung 1950
1960 Realschule
1961 Buchhändlerlehre
1964 Abitur
1972 Studium Lehramt
1973 Zusatzstudium
1975 Heirat
1978 Seminarleiter in Braunschweig
1984 Schulleiter
1991 Promotion
2001 Ruhestand

(Ärztliches Gutachten :12.03.2001)

„Oben genannter Patient steht hier seit 1983 in ambulanter Behandlung ..., seit ... ist eine schwere chronisch rezidivierende Colitis Ulcerosa bekannt, einhergehend mit gehäuften Rezidiven bis 15x täglich blutige Stühle. Unter einer intensiven Azulfidine-Therapie einschließlich Kur in Bad Pyrmont konnte vorübergehend eine Verbesserung erreicht werden, unter Streßbedingungen kam es einer abdominellen Symptomatik.

Weiterhin seien erwähnt schmerzhafte degenerative WS und Gelenkveränderungen im oberen WS-Bereich.

Außerdem besteht ein postthrombotisches Syndrom."

Dr. Michael Dahlke: Die wahnsinne Schnecke
ISBN 3-8334-0816-2

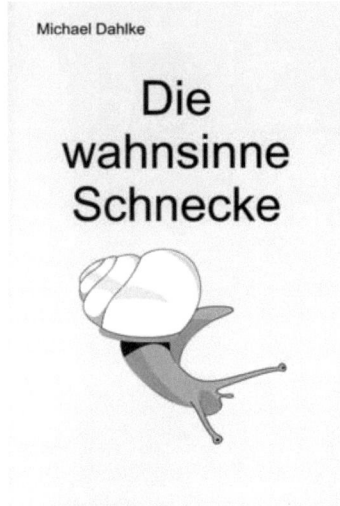

Wer sich jemals mit Träumen beschäftigt hat, wer jemals seinen Gefühlen in Gedichtform freien lauf gelassen hat, wer mit einer Schnecke schon einmal um die Wette gelaufen ist, der wird dieses Buch verstehen, nein lieben, weil es nicht zu verstehen ist.

Der Autor versteht die Gedichte am allerwenigsten.

Nach jeder Lesung wird er gefragt, „und was wollen Sie damit sagen?" und er muß passen, weil ihm nichts dazu einfällt.

Es sind und bleiben „wahnsinne Gedicht eines Hohlkopfes".

Petra Dahlke-Knobloch: Leben am Abgrund oder Der Frosch unterm Eis

ISBN 3-8311-3035-3

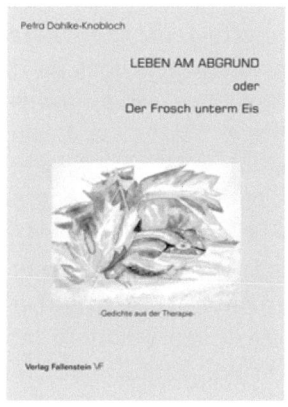

Burn-out bei Frauen ist heute keine Seltenheit, besonders in „helfenden Berufen".

Verleugnen hilft nicht mehr. Diesen Zustand von Handlungsunfähigkeit linear „bekämpfen" zu wollen, ist nicht hilfreich. Dies hat die Autorin schmerzhaft am eigenen Körper erfahren. Während mehrerer Klinikaufenthalte und einer dreijährigen ambulanten Therapie galt es, das verschüttete Ich wiederzufinden, verdrängte Gefühle wieder erlebbar zu machen und ins Bewußtsein zu integrieren. In dieser Zeit entstanden die Gedichte. Es sind Botschaften aus dem Unbewußten und ein Weg zur Bewältigung der Krise. Die Gedichte sind sehr persönlich, können durch ihre Intensität und Bildhaftigkeit auch anderen Mut machen, sich auf den eigenen Weg zu begeben, Ventile zu öffnen und alte Muster aufzulösen. Im Mittelpunkt steht die Frage: Was hat Erziehung aus mir gemacht und was bin ich?

Dr. Michael Dahlke: Elementares Lernen in der Schule

ISBN 3-8311-3301-8

Michael Dahlke

Elementares Lernen in der Schule

Plädoyer für eine andere
Aus-, Fort- und Weiterbildung in
Theorie und Praxis

Effektivität und Kreativität
Effektivität und Kreativität

Lernen in komplexen Situationen
Lernen in komplexen Situationen

Öffnung des Unterrichts
Öffnung des Unterrichts

Verlag Fallenstein \F

Dieses Buch ist auf dem Hintergrund der laufenden Untersuchungen über unsere deutschen Bildungsverhältnisse zu verstehen, wobei der Autor versucht, den subjektorientierten Unterricht auf der Basis des Konstruktivismus zu erläutern. Durch die Verbindungen zwischen Theorien des Konstruktivismus, der Systemtheorie und unterrichtlicher Praxis, werden Wege didaktischen Handelns aufgezeigt, die zu einem subjektorientierten elementaren, projektorientierten, integrativen und gesellschaftskritischen Unterricht führen.

Felder didaktischen Handelns werden aufgezeigt, z.B. Wie plane ich meinen Unterricht? Welche Handlungsschritte muß ich beachten? Wie arbeite ich in gemeinsamen Phasenräumen? Wie kann ich schwächere und stärkere Schüler/innen ohne äußere Differenzierungsmaßnahmen fördern? Welche Bedeutung haben Rückkoppelungseffekte im Unterricht, und wie gehe ich damit um? Brauche ich noch eine Lernzielhierarchisierung?, Wie gehe ich mit Störungen um? Somit kann daß dieses Buch zur Planung, Durchführung und Evaluation von Unterricht genutzt werden.